61 Ricette Contro L'asma Che Contribuiranno A Ridurre Naturalmente La Cronicità Dei Fastidiosi Sintomi:

Rimedi Casalinghi Per Pazienti Asmatici

Di

Joe Correa CSN

DIRITTI D'AUTORE

RINGRAZIAMENTI

Questo libro è dedicato ai miei amici e parenti che hanno avuto malattie lievi o gravi in modo che si può trovare una soluzione e apportare le modifiche necessarie nella vostra vita.

61 Ricette Contro L'asma Che Contribuiranno A Ridurre Naturalmente La Cronicità Dei Fastidiosi Sintomi:

Rimedi Casalinghi Per Pazienti Asmatici

Di

Joe Correa CSN

CONTENUTO

Diritti d'autore

Ringraziamenti

Autore

Introduzione

61 Ricette Contro L'asma Che Contribuiranno A Ridurre Naturalmente La Cronicità Dei Fastidiosi Sintomi: Rimedi Casalinghi Per Pazienti Asmatici

Altri titoli di questo autore

AUTORE

Dopo anni di ricerca, sinceramente credo negli effetti positivi che una corretta alimentazione può avere sul corpo e sulla mente. Nel corso degli anni le mie competenze ed esperienze mi hanno aiutato a vivere nel modo sano, che ho condiviso anche con la famiglia e gli amici. Quanto più sapete sul mangiare e bere sano, tanto prima vorrete cambiare le vostre abitudini alimentari e stile di vita.

La nutrizione è la parte essenziale del vivere più a lungo ed essere più sani, per questo cominciate da subito. Il primo passo è anche quello più importante e significativo.

INTRODUZIONE

61 Ricette Contro L'asma Che Contribuiranno A Ridurre Naturalmente La Cronicità Dei Fastidiosi Sintomi: Rimedi Casalinghi Per Pazienti Asmatici

Di Joe Correa CSN

L'asma è una condizione in cui le vie aeree polmonari o bronchi sono infiammati. Di solito l'asma è accompagnata da alcuni sintomi tipici come la tosse, dolori e senso di costrizione nel petto, respirazione faticosa, ecc. Se il medico conferma questa condizione, ci sono un paio di cose che si dovreste sapere.

Non vi è alcun tipo di alimento miracoloso che cura l'asma o ferma gli attacchi asmatici, ma c'è una connessione diretta tra il problema respiratorio e una dieta sana.

I sintomi di asma possono essere trattati con alcuni alimenti che impediranno la comparsa di questa malattia, così come migliorano la vostra salute generale. Una dieta sana e ricca di sostanze nutritive ed esercizio fisico regolare sono alcune linee di guida generali, fondamentali per una vita lunga e sana. Nella maggior parte dei casi, l'asma è associata con l'obesità. Questo è il motivo per cui è estremamente importante controllare il peso.

La maggior parte dei medici concordano sul fatto che alcuni alimenti potrebbero anche essere il così detti trigger che fanno scattare l'asma. Se si nota una reazione allergica provocata da certi alimenti, si dovrebbe prendere in considerazione evitarli, perché questi possono essere gli alimenti ad alto rischio per la vostra condizione asmatica.

D'altra parte, c'è una regola generale per gli asmatici - meno si mangia frutta e verdura fresca, più alta è la frequenza di attacchi d'asma. Così semplice! È per questo che voglio darvi una soluzione veloce e gustosa al vostro problema. Ho fatto una raccolta di ricette che aiuteranno a curare e prevenire l'asma. Queste ricette sono piene di nutrienti sani, di vitamine, minerali, acidi grassi omega-3 e sono saporite. Sono piene di frutta e verdura, con tanti antiossidanti naturali che aiuteranno il vostro corpo a sconfiggere il processo infiammatorio e proteggere le cellule da eventuali condizioni problematiche future.

Questo libro si basa sulle ricette che contengono alimenti anti-infiammatori scientificamente accertati. Sarete sorpresi di quanto sia gustoso il mio salmone con le verdure è una porzione a pranzo fornirà alcuni nutrienti insostituibili. Insalata di porri con le noci d'altra parte, è una vera delicatezza e una massiccia fonte di fibre, vitamine e minerali. Per il pasto più importante della giornata (la colazione) concedetevi la sorprendente Gouda e la Frittata di cipolle. Ma non è tutto! Questo libro regala alcune ricette sorprendenti e salutari per la prima colazione, il pranzo, la cena e i spuntini che sicuramente soddisfaranno il vostro palato e stimoleranno il vostro sistema immunitario in modo che il corpo può combattere l'infiammazione. Mangiare questi pasti ogni giorno non solo prevenne l'asma, ma migliorerà la vostra salute generale e ridurrà il peso in eccesso. Dopo aver detto questo, penso che sia il momento provare queste ricette. Lasciate che questo libro sia il nuovo inizio nella prevenzione dell'asma.

61 Ricette Contro L'asma Che Contribuiranno A Ridurre Naturalmente La Cronicità Dei Fastidiosi Sintomi: Rimedi Casalinghi Per Pazienti Asmatici

1.   Salmone con le Verdure

Ingredienti:

450g di filetti di salmone selvaggio, senza pelle e senza lische

1 tazza di riso bianco, a chicco lungo

1 tazza di brodo di pollo

1 piccola zucchina, sbucciata e affettata

2 piccole carote, affettate

1 cucchiaio di olio d'oliva

¼ di tazza di succo di limone

1 cucchiaino di rosmarino fresco tritato finemente

¼ cucchiaino di pepe nero macinato

¼ di cucchiaino di sale marino

Preparazione:

Preriscaldare il forno a 190° C.

Unire il salmone, il succo di limone, rosmarino, olio d'oliva, sale e pepe in una ciotola di vetro. Amalgamare bene con la carne e conservare nel frigorifero 30 minuti prima di cuocere.

Unire il riso e brodo di pollo in una pentola di medie dimensioni ad una temperatura medio-alta. Aggiungere le carote, zucchine, e cospargere con un poco di sale e pepe, a piacere. Portare ad ebollizione e togliere dal fuoco. Mettere da parte.

Porre i filetti di salmone in una grande teglia da forno su un pezzo di carta forno. Coprite i filetti con il riso e verdure. Avvolgere con un foglio di alluminio e mettere nel forno. Cuocere per 10-15 minuti o fino a set. Servire caldo.

Informazioni nutrizionali per porzione: Kcal: 347, Proteine: 28.4g, Carboidrati: 28.3g, Grassi: 17.6g

2. Smoothie di Cetriolo alla Menta

Ingredienti:

1 grande cetriolo tagliuzzato

1 tazza di spinaci, precotti

1 cucchiaio di miele

¼ di tazza di foglie di menta

1 tazza di yogurt greco

1 cucchiaio di succo di limone

1 cucchiaio di semi di chia

Preparazione:

Mettere gli spinaci in una pentola d'acqua bollente. Cuocere per 10 minuti o fin quando sono morbidi. Scolare e mettere da parte a raffreddare completamente.

Ora, unire gli spinaci e tutti gli altri ingredienti in un frullatore. Amalgamare bene e versare in un bicchiere.

Guarnire con alcune foglie di menta fresca e mettere in frigo per 30 minuti prima di servire.

Informazioni nutrizionali per porzione: Kcal: 130, Proteine: 3.8g, Carboidrati: 31.6g, Grassi: 0.7g

3. Frittata di Cipolle con Gouda

Ingredienti:

4 albumi da allevamento all'aperto

1 uovo da allevamento all'aperto

3 cucchiai di formaggio Gouda, tagliato

1 cucchiaio di latte scremato

1 piccola cipolla affettata

2 cucchiaini di olio di semi d'uva

1 cucchiaino di senape di Digione

2 cucchiai di quinoa bianco, precotta

Preparazione:

Versare una tazza di acqua in un pentolino e portare ad ebollizione. Aggiungere la quinoa e cuocere per 15 minuti. Togliere dal fuoco e mettere da parte a raffreddare.

Nel frattempo, scaldare 1 cucchiaio di olio di semi di uva in una grande casseruola ad una temperatura medio-bassa. Aggiungere la cipolla e un 1 cucchiaio di acqua. Coprire con un coperchio e far cuocere finché diventa traslucida.

Togliere dal fuoco e aggiungere la senape. Mescolare bene per unire. Mettere da parte.

Scaldare un altro cucchiaio di olio di semi d'uva in una grande casseruola ad una temperatura medio-bassa. Sbattere gli albumi d'uovo e l'uovo in una terrina. Aggiungere il latte e versare il composto nella casseruola. Far cuocere per circa 4-5 minuti da entrambi i lati. Stendere la quinoa e le cipolle precedentemente preparati da una parte e piegare la frittata.

Cospargere con il formaggio gouda grattugiato e aggiungere sale q.b.

Informazioni nutrizionali per porzione: Kcal: 210, Proteine: 14.3g, carboidrati: 18,5g, Grassi: 8,6 g

4. Casseruola di Ziti

Ingredienti:

115g di pasta, ziti

170g di ricotta, sbriciolata

170g di formaggio cheddar, sbriciolato

2 carote di medie dimensioni, a fette

2 cipolle rosse medie, tritate finemente

1 lattina di salsa di pomodoro

1 spicchio d'aglio, schiacciato

1 peperone di medie dimensioni, tagliuzzato

1 zucchina di medie dimensioni, tagliata a fette

1 lattina di pomodorini, tagliati a metà

1 lattina di fagioli neri, sciacquati e scolati

225g di mais congelato, da scongelare

1 cucchiaio di olio d'oliva

1 cucchiaino di origano secco

½ cucchiaino di peperoncino, macinato

¼ cucchiaino di pepe nero macinato

Preparazione:

Preriscaldare il forno a 190 ° C.

Scaldare l'olio in una grande padella a una temperatura medio-alta. Aggiungere l'aglio e le cipolle e soffriggere per 2-3 minuti. Ora, aggiungere il pepe, le zucchine e carote e mescolare. Fate cuocere per altri 10 minuti girando continuamente. Versate sopra la salsa di pomodoro e dei pomodori in scatola. Spolverare con origano e mescolare tutto per bene.

Cuocere fin quando bolle e dopo ridurre la fiamma al minimo. Far cuocere per altri 15 minuti mescolando di tanto in tanto. Aggiungere i fagioli e mais. Spolverare con il peperoncino e mescolare di nuovo. Fate cuocere per altri 5 minuti e togliere dal fuoco.

Mescolare delicatamente la pasta e formaggio. Trasferire in una casseruola. Mettere nel forno e cuocere per 30 minuti. Togliere dal forno e mettere da parte per 5 minuti per raffreddare. Servire caldo.

Informazioni nutrizionali per porzione: Kcal: 440, Proteine: 20.4g, Carboidrati: 59.3g, Grassi: 17.1g

5. Insalata di Barbabietola e Avocado

Ingredienti:

1 avocado di medie dimensioni, pelato e tagliato

4 barbabietole medie dimensioni, pelate e tritate

2 tazze di pomodorini, tagliati a metà

1 pera di medie dimensioni, togliere il torsolo e tritare

1 carota grande, tagliata in lungo sottilmente

2 cucchiai di anacardi, tritati

1 cucchiaio di olio d'oliva

1 cucchiaio di aceto balsamico

¼ cucchiaino di peperoncino di Caienna, macinato

¼ di cucchiaino di sale marino

¼ cucchiaino di pepe nero macinato

Preparazione:

Mettere le barbabietole in una grande pentola. Versare l'acqua sufficiente a coprire tutto e portare ad ebollizione. Cuocere per 15 minuti o fino a quando le barbabietole si possono passare con la forchetta. Togliere dal fuoco e scolare. Mettere da parte.

Unire l'aceto, l'olio e peperoncino di Cayenna in una piccola ciotola. Mescolare per bene e mettere da parte.

Nel frattempo, unire l'avocado tagliato a fette, le carote e dei pomodorini in una grande insalatiera. Aggiungere le barbabietole cotte e versare sopra la salsa. Mescolare tutto bene e cospargere con gli anacardi, il sale e pepe.

Servite subito.

Informazioni nutrizionali per porzione: Kcal: 202, Proteine: 2.7g, Carboidrati: 16.7g, Grassi: 15.5g

6. Riso con le Pere

Ingredienti:

4 tazze di riso integrale, precotto

2 grandi pere, togliere il torsolo e tagliare a cubetti

½ tazza di cipollotti verdi, tritate finemente

½ tazza di sedano fresco, tagliato a dadini

3 cucchiai di olio vegetale

3 cucchiai di succo di limone

2 spicchi d'aglio schiacciati,

¼ cucchiaino di pepe nero macinato

¼ cucchiaino di zenzero fresco, grattugiato

¼ di cucchiaino di sale

Preparazione:

Unire l'aglio, lo zenzero, il sale, pepe e succo di limone in una ciotola di medie dimensioni. Mescolare bene e aggiungere i cubetti di pera. Far amalgamare bene. Mettere da parte.

Nel frattempo, mettere il riso in una pentola capiente. Versare l'acqua sufficiente a coprire e portare ad ebollizione. Aggiungere i cipollotti, il sedano e l'olio. Mescolare bene e cuocere per bene. Togliere dal fuoco e lasciar raffreddare. Trasferire in un piatto da portata e mescolare delicatamente con le pere. Mettete nel frigorifero per 20 minuti prima di servire.

Informazioni nutrizionali per porzione: Kcal: 527, Proteine: 9.8g, Carboidrati: 98.1g, Grassi: 10.3g

7. Salmone con gli Spinaci in Salsa di Digione

Ingredienti:

450g di filetti di salmone, senza pelle e senza lische

4 cucchiai di senape di Digione

1 cucchiaio di olio d'oliva

1 cucchiaio di miele

1 cucchiaino di aneto, secco

¼ di cucchiaino di sale

¼ cucchiaino di pepe nero, macinato fresco

1 tazza di spinaci, tritati

2 spicchio d'aglio, tritati

Preparazione:

Unire il miele, l'aneto, la senape, sale e pepe in una piccola ciotola. Mescolare bene per unire tutto. Mettere i filetti in una grande ciotola e versare sopra la marinata. Coprire la carne con la salsetta e mettere da parte per 1 ora.

Mettere gli spinaci in una pentola di acqua bollente. Cuocere per 5 minuti e togliere dal fuoco. Scolare e mettere da parte.

Scaldare l'olio in una padella larga ad una temperatura medio-alta. Aggiungere l'aglio e soffriggere finché l'aglio diventi traslucido. Aggiungere la carne e aggiungere la marinata. Fate cuocere da 3 a 5 minuti su entrambi i lati, o finché non si crea una crosticina leggera. Trasferire la carne sul piatto da portata, ma conservate la padella ed abbassate la fiamma al minimo. Aggiungere gli spinaci e cuocere per 10 minuti, mescolando continuamente. Togliere dal fuoco e aggiungere al piatto di portata.

Condire con la marinata e cospargere con un po' di sale in più e pepe.

Informazioni nutrizionali per porzione: Kcal: 234, Proteine: 23.4g, Carboidrati: 10.4g, Grassi: 13.8g

8. Smoothie di Mango e More

Ingredienti:

¼ di tazza di more

1 piccolo mango, tagliato a cubetti

1 grossa pera, tagliuzzata

3 cucchiai di noci, tritate grossolanamente

1 cucchiaio di miele

1 cucchiaino di semi di canapa

1 tazza di acqua

Preparazione:

Unire tutti gli ingredienti in un robot da cucina. Frullare finché il frullato non diventi completamente liscio. Trasferire nei bicchieri. Guarnire con le foglie di menta e le noci. Mettete nel frigo per 1 ora prima di servire.

Informazioni nutrizionali per porzione: Kcal 253, Proteine: 4.8g, Carboidrati: 47.1g, Grassi: 7,7 g

9.   Insalata di Cetrioli e Pomodoro Vinaigrette

Ingredienti:

2 grandi cetrioli

2 tazze di lattuga iceberg, tritate

1 piccola cipolla, affettata

1 cucchiaio di panna acida

3 cucchiai di aceto di vino bianco

1 cucchiaino di salsa Worcestershire

½ tazza di pomodori secchi, tritate finemente

1 spicchio d'aglio, tritato

1 cucchiaino di prezzemolo, tritato finemente

1 cucchiaino di miele

¼ cucchiaino di pepe nero macinato

2 cucchiai di olio extravergine d'oliva

Preparazione:

Unire la panna acida con la salsa Worcestershire, l'aceto, dei pomodori secchi, l'aglio, il miele, l'olio, pepe e sale in un contenitore o una piccola ciotola. Mescolare bene e chiudere con un coperchio. Mettete nel frigorifero durante la notte per consentire ai sapori si mescolano tra di loro.

Unire i cetrioli, la lattuga e le cipolle in una grande insalatiera. Umettate con la marinata e cospargete con il prezzemolo fresco.

Informazioni nutrizionali per porzione: Kcal: 179, Proteine: 1.4G, Carboidrati: 11.2g, Grassi: 15.4g

10.   Zuppa di Cavolfiori e Broccoli

Ingredienti:

450g di cavolfiore, tagliuzzato

450g di broccoli, dimezzati

5 tazze di brodo di pollo

2 cucchiai di olio d'oliva

2 spicchi di aglio, tritati

1 cucchiaio di senape di Digione

1 cucchiaino di dado vegetale granulare

½ cucchiaino di sale

Preparazione:

Scaldare l'olio in una pentola capiente sopra un fuoco medio-alta. Aggiungere l'aglio e soffriggere fino a che non diventi traslucido. Aggiungere il cavolfiore, dei broccoli e sale. Versare sopra il brodo e portare tutto ad ebollizione. Ridurre il fuoco al minimo e far sobbollire per 20 minuti, o fino a quando non sia abbastanza morbido da perforare con una forchetta. Togliere dal fuoco e lasciate raffreddare per un po'.

Trasferire tutto in un robot da cucina e frullare per 2 minuti, o finché sia tutto ben liscio. Aggiungere la senape e cospargere con la miscela di condimento di verdure o dado granulare e rimescolare tutto.

Trasferire la zuppa di una pentola con il coperchio. Aggiungere altro brodo di pollo o acqua se è troppo denso il brodo e riscaldare di nuovo.

Servire caldo.

Informazioni nutrizionali per porzione: Kcal: 120, Proteine: 7.8g, Carboidrati: 10.3g, Grassi: 6.2g

11. Pollo in Salsa di Limone e Rosmarino

Ingredienti:

1 pollo intero (1-2 kg)

3 piccole patate, sbucciate e tagliate

1 tazza di succo di limone

1 cucchiaino di rosmarino essiccato

½ cucchiaino di mix granulare di verdure

¼ cucchiaino di pepe nero macinato

¼ di cucchiaino di sale

Preparazione:

Scaldare il grill ad una temperatura medio-bassa.

Unire il succo di limone, il rosmarino, mix granulare di verdure, pepe e sale in una grande teglia. Mescolare bene per amalgamare. Tagliare il pollo a metà e metterlo nella ciotola. Rimestare bene il pollo con la marinata. Coprire e mettere da parte a marinare per 2 ore.

Nel frattempo, mettere le patate in una pentola di acqua bollente. Cuocere fino a quando diventano morbide.

Togliere dal fuoco e lasciar raffreddare. Tagliare a spicchi e trasferire in una teglia con la carne.

Grigliare il pollo per 1 ora, girando più volte fino a che non diventi di un marrone dorato. Togliere dal grill.

Guarnire con il rosmarino fresco e servire.

Informazioni nutrizionali per porzione: Kcal: 309, Proteine: 50.6g, Carboidrati: 10.8g, Grassi: 5.5g

12.   Insalata di Porri e Noci

Ingredienti:

8 piccoli porri tritati

2 spicchi d'aglio tritati

¼ di tazza di scalogno tritato

¼ di tazza di noci, tritate grossolanamente

1 cucchiaino di senape

2 cucchiai di aceto balsamico

2 cucchiai di olio d'oliva

1 cucchiaio di erba cipollina tritata

1 cucchiaino di prezzemolo fresco tritato finemente

¼ di cucchiaino di sale

¼ cucchiaino di pepe nero macinato

Preparazione:

Unire l'aglio, lo scalogno, il senape, e le noci in una piccola ciotola o una vaschetta. Versare l'aceto e olio. Dategli una buona mescolata, o se si utilizza una vaschetta, sigillare con il coperchio. Cospargere con il prezzemolo, l'erba cipollina, sale e pepe. Mettere da parte per 30 minuti per permettere ai sapori che si mescolino.

Nel frattempo, mettere i porri in una grande casseruola ad una temperatura medio-alta. Versate l'acqua sufficiente a coprire tutto e portate ad ebollizione. Ridurre il fuoco al minimo e coprire con un coperchio. Fate bollire per circa 10-12 minuti, o fino a cottura dei porri. Togliere dal fuoco e scolare bene. Trasferire in una insalatiera.

Versare la marinata sopra i porri. Lasciate raffreddare nel frigo per 10 minuti prima di servire.

Informazioni nutrizionali per porzione: Kcal: 121, Proteine: 2.3g, carboidrati: 3.2g, Grassi: 11.7g

13.   Crocchette di Pesce con la Salsa di Pomodoro

Ingredienti:

225g di filetti di trota, cubetti

½ tazza di pangrattato

1 uovo grande

2 cucchiai di yogurt greco

¼ tazza di latte scremato

1 cucchiaio di succo di limone

¼ di cucchiaino di sale

¼ cucchiaino di pepe nero macinato

Per la salsa:

2 grossi pomodori, la purea

1 cucchiaio di succo di limone

¼ cucchiaino di peperoncino, macinato

¼ cucchiaino di origano secco

Preparazione:

Preriscaldare il forno a 190 ° C.

Unire i pomodori, il peperoncino, l'origano e succo di limone in un robot da cucina. Amalgamare bene. Mettere da parte.

Sbattere l'uovo in una ciotola di medie dimensioni. Aggiungere lo yogurt e latte. Cospargere con un poco di sale e pepe e frullare il tutto per unire.

Ora, immergere il pesce nel composto di uova, poi rotolarlo nel pangrattato.

Foderare con un poco di carta forno su una teglia. Stendere il pesce in modo uniforme e metterlo nel forno. Cuocere nel forno fino alla doratura. Togliere dal forno.

Servire le crocchette al forno con salsa di pomodoro o semplicemente spruzzare la salsa sopra.

Informazioni nutrizionali per porzione: Kcal: 204, Proteine: 19.8g, Carboidrati: 14.4g, Grassi: 7.1g

14.   Insalata di Menta e Fragola

Ingredienti:

2 tazze di fragole, affettate

1 tazza di rucola tritata

½ tazza di cavolo rosso, tagliuzzato

½ tazza di datteri, snocciolati e tritati

1 tazza di lattuga romana, tritata

½ tazza di panna acida

1 cucchiaio di menta fresca, sminuzzata

2 cucchiai di succo d'arancia

¼ di cucchiaino di sale

3-4 foglie di menta

Preparazione:

Unire la panna acida, il succo d'arancia, menta tagliuzzata, sale e pepe in una piccola ciotola. Mescolare bene per amalgamare e mettere da parte per consentire sapori mescolino.

Unire le fragole, la rucola, i cavoli, e datteri in una grande ciotola. Mescolare una volta, quindi versare sopra la salsa fatta in precedenza.

Guarnire con le foglie di menta e mettere nel frigo per 15 minuti prima di servire.

Informazioni nutrizionali per porzione: Kcal: 157, Proteine: 2.3g, Carboidrati: 25.5g, Grassi: 6,4 g

15.   Broccoli Cremosi

Ingredienti:

450g di broccoli, tritati

110g di formaggio cheddar, tagliuzzato

3 cucchiaini di amido di mais

1 tazza di latte scremato

1 cucchiaino di salsa Worcestershire

¼ di cucchiaino di pepe nero macinato

½ cucchiaino di sale

Preparazione:

Mettere i broccoli in una pentola di acqua bollente. Cuocere fino a quando diventi tenero e togliere dal fuoco. Scolare bene e mettere da parte.

Unire amido di mais e latte in una grande casseruola ad una temperatura medio-alta. Portare ad ebollizione e ridurre la fiamma al minimo. Cuocere fino a quando si addensa un poco. Aggiungere il formaggio e la salsa. Cuocere fino a quando il formaggio è fuso. Togliere dal fuoco e lasciate raffreddare per un po'.

Trasferire porzioni di broccoli in un piatto da portata. Versate sopra la salsa e servire.

Informazioni nutrizionali per porzione: Kcal: 185, Proteine: 12.3g, Carboidrati: 13.1g, Grassi: 9.8g

16. Involtini di Tacchino

Ingredienti:

340g di filetti di tacchino, tagliati

285g di pomodori, tritati finemente

1 piccola cipolla, affettata

3 spicchi d'aglio, tritati

3 cucchiai di salsa di pomodoro

1 cucchiaio di salsa Worcestershire

1 cucchiaino di paprica, macinata

1 cucchiaio di olio d'oliva

½ cucchiaino di sale

4 foglie di lattuga

4 tortillas

Preparazione:

Preriscaldare l'olio in una grande pentola ad una temperatura medio-alta. Aggiungere la cipolla e l'aglio e soffriggere finché diventi traslucido. Aggiungete la carne, pomodori, salsa di pomodoro e salsa Worcestershire. Cospargere con un pizzico di sale e mescolare bene. Ridurre il fuoco al minimo, coprire con un coperchio e cuocere per 3 ore. Incorporare la paprika e togliere dal fuoco. Lasciate raffreddare per un po'.

Stendere una foglia di lattuga sopra la tortilla mettere un cucchiaio di composto in modo uniforme. Avvolgere e fissare con uno stuzzicadenti.

Informazioni nutrizionali per porzione: Kcal: 259, Proteine: 27.5g, Carboidrati: 17.7g, Grassi: 8,7 g

17.   Pollo alla Spagnola

Ingredienti:

450g di filetti di pollo, senza pelle e senza osso, tagliato

1 tazza di brodo di pollo

2 cucchiai di farina 00

2 peperoni, tagliati a striscioline

1 grossa cipolla, tagliata

2 pomodori medi a dadini

2 cucchiai di olio d'oliva

2 spicchi d'aglio schiacciati

¼ cucchiaino di peperoncino di Caienna, macinato

¼ di cucchiaino di sale

¼ cucchiaino di pepe nero macinato

Preparazione:

Unire la carne, farina e sale in una ciotola capiente. Mescolare bene per amalgamare e mettere da parte.

Scaldare l'olio in una grande padella antiaderente ad una temperatura medio-alta. Aggiungere l'aglio e soffriggere finché traslucido. Aggiungete la carne e fate cuocere fino alla doratura. Ridurre il fuoco al minimo e aggiungere i pomodori, i peperoni e spicchi di cipolla. Cospargere con pepe di cayenna e sale q.b.

Versare sopra il brodo di pollo e lasciate sobbollire per 15 minuti. Cospargere di sale in eccesso e pepe a piacere.

Informazioni nutrizionali per porzione: Kcal: 303, Proteine: 36.1g, Carboidrati: 14.2g, Grassi: 11.2g

18. Zuppa Cremosa di Finocchio

Ingredienti:

1 finocchio di medie dimensioni, tritato

2 tazze di brodo vegetale

1 tazza di latte scremato

1 tazza di quinoa bianco, precotta

2 spicchi d'aglio, tritati

½ cucchiaino di sale

¼ cucchiaino di pepe nero macinato

Preparazione:

Unire il finocchio con il latte, la quinoa, aglio e brodo vegetale in una profonda pentola e cuocere sopra un fuoco medio-alto. Portare ad ebollizione e poi abbassate il fuoco al minimo. Coprire con un coperchio e cuocere per circa 10-15 minuti più. Togliere dal fuoco e lasciate raffreddare per un po'.

Trasferire la zuppa in un robot da cucina e frullate fino a quando sia ben liscio. Riportare la zuppa nella pentola. Riscaldate la zuppa e servitela calda.

Informazioni nutrizionali per porzione: Kcal: 146, Proteine: 7,5 g, carboidrati: 23.7g, Grassi: 2.3g

19.   Risotto di Fagioli

Ingredienti:

2 tazze di riso bianco, cotto

1 tazza di fagioli congelati, scongelati prima di usare

1 tazza di champignons, tagliati

2 tazze di brodo vegetale

1 piccola cipolla, tritata finemente

1 cucchiaino di aceto balsamico

2 cucchiai di olio d'oliva

½ cucchiaino di sale

¼ cucchiaino di pepe nero macinato

2 tazze di acqua

Preparazione:

Preparare il brodo vegetale e acqua in una pentola profonda e portare ad ebollizione. Aggiungere il riso, fagioli e funghi. Ridurre il fuoco al minimo e coprire con un coperchio.

Nel frattempo, preriscaldare l'olio in una casseruola e aggiungete la cipolla. Saltare in padella fino a che diventi traslucida. Aggiungere l'aceto e fate rosolare per 1 minuto. Togliere dal fuoco e trasferire nella pentola.

Cuocere acqua fino a quando non evapori o fino a cottura degli ingredienti. Aggiungi più acqua se necessario.

Servire caldo.

Informazioni nutrizionali per porzione: Kcal: 291, Proteine: 6.5g, Carboidrati: 52.2g, Grassi: 5,6 g

20. Farina d'Avena con la Zucca e Noci

Ingredienti:

2 tazze di avena

2 tazze di zucca, pelata, cotta e tagliata

3 tazze di latte scremato

¼ cucchiaino di cannella

¼ di tazza di noci pecan, tritate grossolanamente

¼ di tazza di prugne secche, tritate

Preparazione:

Preparare l'avena seguendo le istruzioni portate sulla confezione, o combinarla con il latte e cuocere nel forno microonde per 2-3 minuti.

Mettere pezzi di zucca in una pentola di acqua bollente e lasciate cuocere finché sono teneri. Togliere dal fuoco e scolare bene. Tagliare a pezzetti e mescolate con avena, preparata con il latte. Cospargere con la cannella e riscaldare per 1 minuto. Incorporare le noci e le prugne prima di servire.

Informazioni nutrizionali per porzione: Kcal: 387, Proteine: 17.3g, Carboidrati: 71.3g, Grassi: 4.1g

21.   Melanzane al Forno con la Mozzarella

Ingredienti:

1 melanzana grande, sbucciata e tagliata a bocconcini

170g di mozzarella tagliata a fette sottili

3 grossi pomodori tritati

¼ cucchiaino di rosmarino secco

¼ di cucchiaino di sale

¼ peperoncino macinato

¼ cucchiaino di pepe nero macinato

Preparazione:

Preriscaldare il forno a 190 ° C.

Unire i pomodori, il rosmarino, sale, peperoncino e pepe in un frullatore. Amalgamare bene e mettere da parte.

Mettere un po'di carta forno in una grande teglia. Adagiare un strato di fette di mozzarella, e coprire con le fette di melanzane. Fare un altro strato di formaggio e versare sopra la salsa di pomodoro per ricoprire tutto bene. Cospargere con un po'di sale in più e pepe a piacere.

Mettere nel forno e cuocere per 30 minuti. Togliere dal forno e lasciar raffreddare per un po'.

Servire caldo.

Informazioni nutrizionali per porzione: Kcal: 116, Proteine: 9.6g, Carboidrati: 9,1 g, Grassi: 5,3 g

22. Insalata cremosa di Mirtilli Rossi

Ingredienti:

1 tazza di mirtilli rossi freschi, tagliati

½ ananas di medie dimensioni, tagliato

1 di medie dimensioni mela verde, tagliata

1 cucchiaio di miele

2 tazze di panna montata

1 cucchiaio di mandorle, tritate grossolanamente

1 cucchiaio di semi di chia

Preparazione:

Unire la panna montata, mandorle e il miele in una grande ciotola. Mescolare bene, utilizzando un frullatore. Mettere da parte.

Unire i mirtilli rossi, l'ananas, e la mela in una grande ciotola. Versare sopra la crema fatta in precedenza. Cospargere con semi di chia e conservare nel frigorifero 30 minuti prima di servire.

Informazioni nutrizionali per porzione: Kcal: 254, Proteine: 5,8 g, carboidrati: 18.6g, Grassi: 20.4g

23.   Il Tonno Marinato con gli Spinaci

Ingredienti:

450g di filetti di tonno, senza lische

2 tazze di spinaci tritati

1 piccola cipolla rossa, affettata

2 cucchiai di olio d'oliva

1 cucchiaio di succo di lime

1 cucchiaio di succo di limone

2 cucchiaini di coriandolo tritato finemente

2 cucchiaini di cumino, macinato

1 cucchiaino di sale marino

½ cucchiaino di pepe nero macinato

Preparazione:

Mettere gli spinaci in una pentola di acqua bollente e cuocere finché sono morbidi. Togliere dal fuoco e scolare bene. Mettere da parte.

Unire il succo di lime, il succo di limone, il coriandolo, cumino, sale e pepe in una ciotola grande per fare una marinata. Mettere la carne dentro ungere bene. Coprire e mettere da parte a marinare per 20 minuti. Girare la carne di tanto in tanto e versare sopra la marinata con un cucchiaio.

Scaldare il grill ad una temperatura medio-alta. Griglia la carne per circa 2-3 minuti per lato o fino alla cottura ultimata.

Servire con spinaci e cospargere con le fette di cipolla.

Informazioni nutrizionali per porzione: Kcal: 285, Proteine: 34.8g, Carboidrati: 3.1g, Grassi: 14.5g

24. Insalata di Uva e Formaggio

Ingredienti:

450g di uva rossa

450g di uva verde

225g di formaggio cremoso, ammorbidito

1 cucchiaio di miele

1 cucchiaino di estratto di vaniglia

3 cucchiai di noci pecan, tritate grossolanamente

Preparazione:

Unire il formaggio, l'estratto di vaniglia e miele in una ciotola grande. Sbattere bene fino a che diventi tutto ben liscio. Aggiungere l'uva e mescolare tutto bene per unire. Coprire e conservare in frigorifero 30 minuti. Coprire con i pecan prima di servire.

Informazioni nutrizionali per porzione: Kcal: 295, Proteine: 4.6g, Carboidrati: 35.9g, Grassi: 16.5g

25.   Gamberi e Cocco

Ingredienti:

600g di gamberetti, sgusciati e puliti

½ tazza di latte di cocco

4 spicchi d'aglio, tritati

1 cucchiaio di olio d'oliva

1 cucchiaio di coriandolo fresco, tritato finemente

1 cucchiaino di succo di limone

¼ di cucchiaino di sale

Preparazione:

Mettere il riso in una pentola capiente. Versare acqua sufficiente a coprire tutti gli ingredienti. Cuocere fino a quando l'acqua evapora, o fino a set. Togliere dal fuoco e mettere da parte.

Preriscaldare l'olio in una pentola profonda o un fornello lento su una temperatura medio-alta. Aggiungere l'aglio e soffriggere fino a che diventi traslucido. Aggiungere i gamberi e far cuocere per circa 2-3 minuti di più.

Aggiungere tutti gli altri ingredienti e mescolare. Coprire con il coperchio e cuocere per almeno 5 ore. Togliere dal fuoco e lasciate stare per un po' prima di aprire.

Servite con il riso.

Informazioni nutrizionali per porzione: Kcal: 410, Proteine: 40.5g, Carboidrati: 7.9g, Grassi: 24.2g

26.   Peperonata Rossa

Ingredienti:

2 cucchiai di olio d'oliva

1 piccola cipolla, affettata

2 spicchio d'aglio, tritato

1 peperoncino rosso fresco e tritato

2 piccoli pomodori, a fette

1 cucchiaio di aceto di mele

2 cucchiai di olio d'oliva

4-5 foglie di basilico fresco

¼ di cucchiaino di sale

¼ cucchiaino di pepe nero macinato

Preparazione:

Fate scaldare l'olio in una grande casseruola a temperatura medie. Aggiungere la cipolla affettata e soffriggere per qualche minuto, fino a quando diventi di colore dorato.

Aggiungere l'aglio e peperone. Condire con il sale e pepe. Friggere per 15 minuti, girando continuamente.

Ridurre il fuoco al minimo e aggiungere i pomodori. Coprire e cuocere per qualche minuto. Togliere dal fuoco e servire.

Informazioni nutrizionali per porzione: Kcal: 296, Proteine: 2.1g, Carboidrati: 12.1g, Grassi: 28.3g

27. Risotto con le Albicocche

Ingredienti:

1 tazza di riso integrale, precotto

¼ di tazza di albicocche secche, tritate

1 grande cetriolo, pelato e affettato

2 carote medie, grattugiate

1 piccolo pomodoro tagliato a dadini,

1 cipolla rossa di medie dimensioni, affettata

2 cucchiai di olio d'oliva

1 cucchiaino mix di verdure granulare o secco

1 cucchiaio di prezzemolo fresco tritato

¼ di cucchiaino di sale

Preparazione:

Mettere il riso in una pentola profonda. Versare 2 e ½ tazze di acqua e portare ad ebollizione. Togliere dal fuoco e mettere da parte.

Scaldare l'olio in una grande padella antiaderente ad una temperatura medio-alta. Aggiungere le cipolle e soffriggere fino ad ammorbidirle. Incorporare il pomodoro a dadini, le albicocche e cospargere con il mix secco di condimento vegetale. Fate cuocere per circa 4-5 minuti. Mescolare il riso, cuocere per 1 minuto e togliere dal fuoco.

Trasferire in un piatto da portata e guarnire con le carote grattugiate. Guarnire con fette di cetriolo fresco e cospargere con prezzemolo fresco.

Servire.

Informazioni nutrizionali per porzione: Kcal: 221, Proteine: 4.1g, Carboidrati: 37.2g, Grassi: 6,8 g

28.   Insalata di Cavolo e Pomodori con Aceto di Riso

Ingredienti:

1 cavolo, una testa piccola affettato

2 pomodori medi, tagliati a dadini

1 tazza di radicchio, tritato

1 peperone di medie dimensioni tagliato a dadini

Per il condimento:

2 cucchiai di aceto di riso

2 cucchiai di coriandolo fresco, tritato finemente

2 cucchiai di olio extravergine d'oliva

¼ cucchiaino di pepe nero macinato

¼ di cucchiaino di sale marino

Preparazione:

Unire tutti gli ingredienti per il condimento in una terrina. Mescolare bene e mettere da parte per consentire ai sapori che si mescolino.

In una grande insalatiera, unire i cavoli, pomodori, radicchio e pepe. Mescolare e umettare con la marinata. Dategli una buona mescolata e mettete nel frigo per 20 minuti prima di servire. È possibile Aggiungere anche 2 cucchiai di panna acida, se volete, ma questo è facoltativo.

Informazioni nutrizionali per porzione: Kcal: 144, Proteine: 3.3g, Carboidrati: 15,5 g, Grassi: 7.4g

29. Trota Persica al Forno

Ingredienti:

900g di Pesce persico, filetti, disossati

¼ tazza di latte scremato

2 cucchiai di succo di limone

½ tazza di pangrattato

1 spicchio d'aglio, tritato

1 piccola cipolla, affettata

1 limone di medie dimensioni

¼ cucchiaino di pepe bianco, macinato

¼ cucchiaino di peperoncino, macinato

½ cucchiaino di sale marino

1 cucchiaio di rosmarino fresco, tritato finemente

Preparazione:

Preriscaldare il forno a 190° C.

Unire il latte, l'aglio schiacciato e peperoncino in una ciotola media. Mettere da parte.

Lavare e asciugare il pesce. Mettere in una ciotola e coprirlo bene con il succo di limone. Trasferire il pesce in una ciotola con il latte. Lasciate stare per 15 minuti per consentire il pesce di stare ammollo.

Stendere il pangrattato su una teglia da forno. Mettere i filetti nel pangrattato.

Ungere una grande teglia con l'olio e disporre i filetti dentro. Mettere nel forno e cuocere per circa 20-25 minuti. Togliere dal fuoco e servire con i spicchi di limone.

Informazioni nutrizionali per porzione: Kcal: 236, Proteine: 37.5g, Carboidrati: 8,8 g, Grassi: 4,5 g

30. Smoothie di Mela e Cavolo

Ingredienti:

1 grande mela, togliere il torsolo e tagliarla

1 tazza di cavolo tritato

½ tazza di latte scremato

1 cucchiaio di miele

1 cucchiaio di semi di lino

Preparazione:

Mettere cavolo in una pentola di acqua bollente. Cuocere fin quando diventi morbido e togliere dal fuoco. Scolare bene e mettere da parte a raffreddare per un po'.

Ora, unire i cavoli cotti e tutti gli altri ingredienti in un robot da cucina. Frullare fino a che non diventi piacevolmente liscio. Trasferire nei bicchieri di vetro e conservare nel frigorifero per 1 ora prima di servire.

Informazioni nutrizionali per porzione: Kcal: 147, Proteine: 4.1g, Carboidrati: 31.2g, Grassi: 1.3g

31.   Pasta di Tacchino e Kiwi

Ingredienti:

450g di petto di tacchino, tagliato

225g di pasta (tagliatelle)

2 tazze di broccoli, dimezzati

4 grandi kiwi, sbucciati e affettati

2 peperoni di medie dimensioni, tagliati a strisce

½ tazza di cipollotti verdi, tritati

4 cucchiai di parmigiano grattugiato

½ cucchiaino di sale

Per il condimento:

2 cucchiai di olio d'oliva

½ tazza di aceto balsamico

2 cucchiai di senape

2 cucchiaini di basilico fresco, tritato finemente

Preparazione:

Mettere la carne in una grande casseruola e versare l'acqua a sufficienza per coprire tutto. Cospargere di sale a piacere. Coprire con un coperchio e cuocere per 1 ora ad una temperatura medio-bassa. Togliere dal fuoco e scolare. Mettere da parte.

Unire gli ingredienti per il condimento in una terrina. Sbattere bene e mettere da parte per consentire ai sapori che si fondono.

Utilizzare le istruzioni riportate sulla confezione per cuocere le tagliatelle. Poco prima di cottura al dente, aggiungere i broccoli e mescolare bene. Fate cuocere per circa 1-2 minuti in più e togliete dal fuoco. Scolare bene e condire con salsa fatta precedentemente.

Incorporare i kiwi, i peperoni, cipollotti e mescolate bene per unire. Mettere sopra le braciole di carne cotta e cospargere con il formaggio. Servire.

Informazioni nutrizionali per porzione: Kcal: 217, Proteine: 14.4g, Carboidrati: 27.6g, Grassi: 5,6 g

32.   Smoothie di Quinoa e Mele

Ingredienti:

1 grande mela verde, torsolo e tritato

1 tazza di quinoa bianco, cotta

1 tazza di spinaci, tritati e cotti

½ cetriolo di medie dimensioni, affettato

1 tazza d'acqua

Preparazione:

Mettere la quinoa in una pentola di medie dimensioni e versare acqua sufficiente a coprire tutto. Cuocere e togliere dal fuoco. Scolare e trasferire a una ciotola media.

Utilizzare la stessa pentola e ripetere il processo con gli spinaci. Scolare e si mischiare bene con la quinoa. Aggiungere tutti gli altri ingredienti e trasferire tutto in un robot da cucina. Frullare finché piacevolmente liscio. Mettete in frigorifero per 30 minuti e cospargere con le foglie di menta prima di servire.

Informazioni nutrizionali per porzione: Kcal: 110, Proteine: 4.2g, Carboidrati: 22.1g, Grassi: 1,5 g

33.   Salmone con la Salsa al Basilico

Ingredienti:

140g di filetti di salmone, senza pelle e senza lische

340g di carote baby, intere

340g di broccoli, tritate

2 cucchiai di basilico fresco, tritato finemente

8 spicchi d'aglio, tritati

½ bicchiere di olio d'oliva

1 di medie dimensioni a spicchi

1 cucchiaino di sale

Preparazione:

Unire le carote e broccoli in una grande pentola. Versare l'acqua sufficiente a coprire tutti gli ingredienti. Cuocere fino a quando diventino teneri. Togliere dal fuoco e scolare bene. Cospargere con un pizzico di sale e mettere da parte.

Unire l'aglio e il sale in un robot da cucina e frullare. A poco a poco si aggiunge il basilico e frullare per 30 secondi. Ripetere il processo finché non sia ben amalgamato tutto.

Aggiungere il basilico e pepe alla fine e rimescolare. Mettere da parte.

Scaldare un cucchiaio di olio in una teglia da forno su una temperatura medio-alta. Cuocere il salmone per circa 3-4 minuti su entrambi i lati, o fino a scaglie. Togliere dal forno e versare in un piatto di portata. Versate sopra la salsa di aglio e basilico. Servire con le verdure cotte. Guarnire con i spicchi di limone.

Informazioni nutrizionali per porzione: Kcal: 331, Proteine: 10.2g, Carboidrati: 14.7g, Grassi: 27.8g

34.   Frittata di Spinaci e Pomodoro

Ingredienti:

8 uova di grandi dimensioni

½ tazza di spinaci, tritati

1 grande peperone tagliato a dadini,

2 piccoli pomodori a dadini

1 piccola cipolla, tagliuzzate

2 cucchiai di olio d'oliva

1 cucchiaio di latte scremato

1 cucchiaino di mix di verdure per condimenti

¼ di cucchiaino di sale

¼ cucchiaino di pepe nero macinato

Preparazione:

Mettere gli spinaci in una pentola profonda. Aggiungere 2 tazze di acqua e portare ad ebollizione. Togliere dal fuoco e scolare bene. Mettere da parte a raffreddare.

Unire i pomodori e latte in un frullatore. Aggiungere un pizzico di sale e frullando permettendoli che si fondono bene. Mettere da parte.

Scaldare l'olio in una padella antiaderente a una temperatura medio-alta. Aggiungere la cipolla e soffriggere finché traslucido. Aggiungere pepe tritato e cuocere per circa 4-5 minuti di più. Aggiungere gli spinaci e versare sopra la salsa di pomodoro.

Sbattere le uova in una ciotola e aggiungere un pizzico di sale, pepe, e mescolare condimento di verdure. Cuocere finché le uova sono pronte. Piegare la frittata con una spatola e togliere dal fuoco.

Servite subito.

Informazioni nutrizionali per porzione: Kcal: 230, Proteine: 13.7g, Carboidrati: 6,8 g, Grassi: 17.1g

35.   Insalata di Sgombro

Ingredienti:

3 filetti di sgombro, tolte le lische

1 cucchiaio di olio d'oliva

1 cucchiaino di rosmarino essiccato, macinato

1 tazza di pomodorini

¼ di tazza di olive

1 cucchiaino di aglio, tritato

1 cucchiaino di basilico essiccato, macinato

2 cucchiai di succo di limone

¼ di cucchiaino di sale

Preparazione:

Cospargere i filetti di sgombro con rosmarino e friggere in una grande casseruola a 190 gradi per circa 10 minuti per ogni lato, o fino a che diventi di un bel colore dorato. Utilizzare carta da cucina per assorbire l'olio in eccesso. Lasciar raffreddare per circa 15 minuti e tagliare a cubetti o bocconcini.

Mescolare il pesce con altri ingredienti in una ciotola capiente. Aggiungere l'aglio, il basilico e succo di limone. Aggiustare di sale e servire caldo.

Informazioni nutrizionali per porzione: Kcal: 299, Proteine: 21.8g, Carboidrati: 3.8g, Grassi: 21.8g

36. Salmone con le Zucchine

Ingredienti:

450g di filetti di salmone, affettati

2 piccole zucchine

6 cavoletti di Bruxelles

3 cucchiai di olio extravergine d'oliva

¼ cucchiaino di pepe nero macinato

Preparazione:

Sbucciare e affettare le zucchine a fettine di spessore di 1,20 cm. Filetti di salmone vanno tagliati in pezzi come piccoli bocconcini. Riscaldare un cucchiaio di olio d'oliva in una padella larga e aggiungere i filetti di salmone. Friggerle per circa 10 minuti, o fino a quando non sono croccanti. Al termine, spostarli in un piatto coperto con una carta da cucina, per assorbire il grasso. Mettere da parte.

Tagliare i cavoletti di Bruxelles a metà. Mischiate con le zucchine tagliate in una grande ciotola e aggiungere 2 cucchiai di olio d'oliva rimanente. Spostare le verdure nella padella e cuocere fino a quando i cavoletti di Bruxelles non diventano teneri. Ciò non dovrebbe richiedere più di 10 minuti. Aggiungere i filetti di salmone alla padella, coprire e così di riscaldare. Servire e buon appetito.

Informazioni nutrizionali per porzione: Kcal: 262, Proteine: 23.7g, Carboidrati: 4.7g, Grassi: 17.7g

37.   Gamberetti in Salsa di Pomodoro

Ingredienti:

3 tazze di gamberetti congelati, scongelati previo uso

3 pomodori medi, tritate grossolanamente

1 cucchiaino di basilico essiccato, macinato

3 spicchi d'aglio, tritati

¼ cucchiaino di pepe nero macinato

¼ di tazza di olio d'oliva

3 cucchiai di olio d'oliva (per friggere)

Preparazione:

Sbattere insieme ¼ di tazza di olio d'oliva, il basilico secco, l'aglio tritato e pepe in una terrina. Spennellare ogni gambero con questa marinata e mettere da parte. Lavate e tritate grossolanamente i pomodori.

Utilizzare una padella larga per la griglia e riscaldare 3 cucchiai di olio d'oliva. Rimuovere i gamberi dalla marinata e grigliare per pochi minuti su ogni lato. Si dovrebbe ottenere un colore marrone, leggermente dorato. Ridurre il fuoco al minimo e aggiungere i pomodori tritati. Coprire e cuocere fino a quando i pomodori si sono ammorbiditi. Servire caldo.

Informazioni nutrizionali per porzione: Kcal: 218, Proteine: 1.1g, carboidrati: 4.4g, Grassi: 23.3g

38.   Piccante Purea di Mele

Ingredienti:

1 tazza di purea di mele fatta in casa

½ bicchiere di olio d'oliva

4 cucchiai di aceto di mele

3 cucchiai di prezzemolo essiccato, tritato

2 cucchiai di maggiorana secca

¼ cucchiaino di pepe rosso macinato

¼ cucchiaio di senape

Purea di mele:

5-6 mele medie dimensioni (Alkmene mela)

1 cucchiaino di cannella, in polvere

4 tazze di acqua

Preparazione:

Lavare e sbucciare le mele. Tagliare in quarti e togliere il torsolo. Metterli in una pentola capiente e versare acqua sufficiente a coprirle (4 tazze basteranno). Portarle al punto di ebollizione e continuare la cottura finché morbide. Mescolare di tanto in tanto. Dopo circa 20 minuti, togliere dal fuoco e scolare. Lasciare raffreddare per un po'e schiacciarle con una forchetta. Mettere in un frullatore con un cucchiaino di cannella in polvere. Mescolare per 30 secondi, o fino ad ottenere un impasto omogeneo. Versare in un vaso alto e coprire con un coperchio.

Suggerimento: Preparare la purea di mele diverse ore prima, forse anche un giorno prima. Per questa ricetta, si vuole una mela bella, e purea fredda.

Ora si vuole preparare il resto del aperitivo. Sbattere l'olio d'oliva, aceto di mele, pepe rosso e senape in una grande ciotola. Hai bisogno di un impasto omogeneo. Combinate con la purea di mele e aggiungere prezzemolo secco e maggiorana essiccata. Lasciate riposare nel frigorifero per circa un'ora. Potete servire il vostro aperitivo salubre.

Informazioni nutrizionali per porzione: Kcal: 298, Proteine: 0,9 g, carboidrati: 32.3g, Grassi: 20.7g

39.   Tacchino alla Cacciatora

Ingredienti:

4 petti di pollo, senza pelle e senza osso

340g di concentrato di pomodoro secco

2 piccole cipolle, affettate

1 tazza di brodo di pollo, non salato

2 spicchi d'aglio schiacciati

1 cucchiaino di basilico essiccato

½ cucchiaino di origano secco

¼ cucchiaino di pepe nero macinato

¼ di cucchiaino di sale

1 tazza di acqua

Preparazione:

Unire tutti gli ingredienti in una pentola elettrica. Mettere il coperchio e cuocere per circa 9-10 ore a bassa temperatura. Togliere dal fuoco e lasciate riposare per un po'prima di aprire la pentola.

Cospargere con sale, pepe o peperoncino a piacere. Servire caldo.

Informazioni nutrizionali per porzione: Kcal: 242, Proteine: 30.6g, Carboidrati: 13.5g, Grassi: 7,5 g

40.   Insalata di Anguria e Formaggio

Ingredienti:

4 tazze di anguria, togliere i semi e tagliarla

½ tazza di formaggio feta, sbriciolato

¼ di tazza di olive, snocciolate e tritate finemente

1 cucchiaio di basilico fresco, tritato finemente

1 piccola cipolla rossa, affettata

2 cucchiai di olio extravergine d'oliva

3 cucchiai di succo di limone

Preparazione:

Unire il succo di limone, olio d'oliva, basilico e il sale in una ciotola. Mescolare bene per mischiare bene tutto e mettere da parte per 10 minuti per consentire ai sapori che si fondono.

Unire cocomero, cipolla, basilico e olive in grande ciotola di insalata. Irrorate con la marinata e mescolate bene. Mettete in frigorifero per 30 minuti prima di servire.

Informazioni nutrizionali per porzione: Kcal 175, Proteine: 3.8g, Carboidrati: 14.6g, Grassi: 12.2g

41.   Verdure Arrostite Cremose

Ingredienti:

½ tazza di barbabietole, sbucciate e tagliate a dadini

½ bicchiere di cavoletti di Bruxelles, tritato

½ tazza di zucca, pulita e tritata

½ tazza di carota, tritata

1 tazza di pomodori, tritati grossolanamente

½ tazza di pomodori arrostiti

1 piccola cipolla, affettata

2 spicchi d'aglio, tritati

1 tazza di Bietola, tritata finemente

½ cucchiaino di sale

¼ cucchiaino di pepe nero macinato

3 cucchiai di olio d'oliva

Preparazione:

Preriscaldare il forno a 190 ° C.

In una grande ciotola, unire barbabietole, cavoli di Bruxelles e zucca. Aggiungere 1 cucchiaio di olio d'oliva e un po' di sale a piacere. Mettere sulla teglia da forno e cuocere per circa 20 minuti.

Nel frattempo, scaldare l'olio rimanente in una casseruola di medie dimensioni. Aggiungere le cipolle e carote e friggere per circa 5 minuti, mescolando continuamente.

Aggiungere i pomodori tagliati a cubetti e bietola. Condire con il pepe e cuocere a fuoco lento delicatamente per circa 20 minuti. Mescolare e poi aggiungere bietola, sale e pepe.

Servire caldo.

Informazioni nutrizionali per porzione: Kcal: 138, Proteine: 1.9g, Carboidrati: 10.9g, Grassi: 10.8g

42.   Antipasto di Zucca

Ingredienti:

2 tazze di zucca, tritate

2 cucchiaini di cumino fresco, tagliuzzato

2 cucchiaini di coriandolo, macinato

4 cucchiai di olio vegetale

8 fichi secchi, a fettine

1 piccola cipolla rossa, affettata

¼ tazza di coriandolo fresco, tritato

4 cucchiai di succo di limone fresco

¼ di tazza di olio d'oliva

Preparazione:

Preriscaldare il forno a 150 ° C.

In una grande ciotola, unire la zucca con il cumino, coriandolo, e verdure. Mescolare bene. Stendere questo impasto di zucca su una teglia e cuocere per **circa 20 minuti. Togliere dal forno e lasciarla raffreddare.**

Mettere la zucca, i fichi, la cipolla, foglie di coriandolo, la scorza di limone, succo di limone e l'olio di oliva in una ciotola e mescolate delicatamente a mano. Servire.

Informazioni nutrizionali per porzione: Kcal: 379, Proteine: 3.1g, Carboidrati: 36.6g, Grassi: 27.3g

43.   Le Crespelle con le Ciliegie

Ingredienti:

1 tazza di farina per 00

2 uova grandi

4 cucchiaini di zucchero

1 cucchiaino di estratto di vaniglia

1 cucchiaino di lievito in polvere

1 tazza di latte scremato

1 tazza di ciliegie fresche

3 cucchiaini di estratto di ciliegia

¼ di tazza di succo fresco di ciliegia

2 cucchiai di olio (per friggere)

Preparazione:

Unire tutti gli ingredienti secchi in una ciotola grande. Mescolare bene con la frusta delicatamente e aggiungere una tazza di latte, l'estratto di vaniglia, e le uova. Coprire e lasciare riposare per circa 10 minuti.

Nel frattempo, scaldare l'olio in una padella media, antiaderente ad una temperatura non molto alta. Circa 1 cucchiaio di olio sarà sufficiente per le prime due crespelle. È possibile aggiungere ancora un po'di olio in seguito.

Versare un po' della miscela preparata sulla padella. Cuocere per circa un minuto per lato, o finché diventi di un colore marrone chiaro su entrambi i lati. Trasferire in un piatto.

In un'altra ciotola, unire 2 tazze di ciliegie fresche con l'estratto di ciliegia. Metterci anche ¼ di tazza di succo di ciliegia. Spalmare su ogni crespella 2 cucchiai di questa miscela e servire.

Informazioni nutrizionali per porzione: Kcal: 251, Proteine: 8.4g, Carboidrati: 31.4g, Grassi: 9.6g

44. Gamberi Italiani

Ingredienti:

450g di gamberi, sgusciati e puliti

2 cucchiai di succo di limone

2 limoni, tagliati a fettine sottili

5 cucchiai di olio d'oliva

½ cucchiaino di sale marino

½ cucchiaino di pepe rosso, macinato

½ cucchiaino di pepe nero macinato

1 cucchiaio di aglio, tritato

10 foglie di alloro

Preparazione:

Lavare e scolare i gamberetti. In una grande ciotola unire il succo di limone, 3 cucchiai di olio d'oliva, sale marino, pepe nero e rosso, foglie di alloro, l'aglio per fare una marinata. Mettere a bagno i gamberetti nella marinata. Coprire la ciotola e lasciare in frigorifero per circa 10 minuti.

Scaldare 2 cucchiai di olio d'oliva ad una temperatura alta in una casseruola per la griglia. Friggere i gamberetti per circa 15 minuti, mescolando continuamente. Se necessario, aggiungere un poco di marinata durante la frittura.

Informazioni nutrizionali per porzione: Kcal: 252, Proteine: 21.6g, Carboidrati: 4.2g, Grassi: 17.6g

45.   Manzo sulla Griglia con le Mandorle

Ingredienti:

3 grandi bistecche di manzo

1 grossa cipolla, tagliata a fette sottili

4 tazze di spinaci beby, tritati

1 cucchiaino di aglio tritato

½ cucchiaino di zenzero, tritato

¼ di tazza di succo di limone

¼ di tazza di mandorle, tritate grossolanamente

1 cucchiaio di succo di lime

2 cucchiai di acqua

1 cucchiaio di salsa di pesce biologico, senza zucchero

4 cucchiai di olio vegetale

Preparazione:

Lavare e asciugare le bistecche di manzo. Tagliare a pezzi di dimensioni di un boccone e mettere da parte.

Sbucciare la cipolla e tagliarla a fettine sottili. Fate scaldare l'olio a temperatura medio-alta e soffriggere la cipolla finché non diventi dorata.

Aggiungere gli spinaci baby tritati e aglio. Mescolare bene e friggere per 5 minuti, fino a quando l'acqua evapora. Mescolare bene e togliere dal fuoco.

In una grande ciotola unire gli spinaci baby con il zenzero, il succo di limone, l'acqua, le mandorle e la salsa di pesce. Mescolare bene con una forchetta. Mettere a bagno i pezzi di manzo e riportate tutto nella pentola. Aggiungere un poco di acqua se necessario. Cuocere a bassa temperatura per circa 30 minuti, mescolando di tanto in tanto.

Quando l'acqua evapora, togliere dal fuoco e aggiungere il succo di lime. Lasciar raffreddare per circa 20-30 minuti e servire.

Informazioni nutrizionali per porzione: Kcal: 245, Proteine: 3.9g, Carboidrati: 9,1 g, Grassi: 22,5 g

46.   Kebab di Vitello

Ingredienti:

2 piccole patate dolci, sbucciate e tagliate a fettine sottili

2 bistecche di vitello tagliato a cubetti

1 cipolla rossa media, affettata

1 peperone rosso, affettato

3 cucchiai di prezzemolo fresco tritato finemente

3 cucchiai di menta fresca, tritata finemente

3 cucchiai di erba cipollina tritata finemente

2 piccoli pomodori, a fette

6 cucchiai di olio d'oliva

Per la marinata:

2 cucchiai di succo di limone

2 peperoncini verdi, senza semi, tritati

2 piccoli spicchi d'aglio, tritati finemente

4 cucchiai di olio d'oliva

2 cucchiai di aceto di vino bianco

Preparazione:

Lessare le patate per circa 20-25 minuti, o fino a quando si possono trapassare con una forchetta. Scolare e lasciare a raffreddare.

Unire il succo di limone, i peperoncini verdi, i spicchi d'aglio tritato, l'olio d'oliva e aceto in una ciotola. Immergere la carne e le verdure in questa marinata e lasciate riposare nel frigorifero per almeno un'ora.

Disporre la carne e le verdure sui spiedini di legno. Utilizzare un pennello da cucina per spalmare l'olio rimasto sopra gli spiedini. Griglia direttamente sopra una temperatura medio-alto per circa 5-6 minuti per lato.

Informazioni nutrizionali per porzione: Kcal: 375, Proteine: 19.2g, Carboidrati: 11.1g, Grassi: 28.4g

47. Biscottini alla Menta

Ingredienti:

1 tazza di burro, ammorbidito

2 cucchiai di miele

2 uova grandi

1 cucchiaino di estratto di menta piperita

2 tazze di farina 00

½ tazza di cacao in polvere

1 cucchiaino di bicarbonato di sodio

½ cucchiaino di sale

1 tazza di scaglie di cioccolato

Preparazione:

Preriscaldare il forno a 190 ° C.

Fate sciogliere il burro e trasferirlo in una grande ciotola. Aggiungere il miele, le uova, l'estratto di menta piperita. Sbattere bene finché l'impasto sia piacevolmente liscio e soffice. Mettere da parte.

Unire la farina, il bicarbonato, il sale, e cacao in polvere. Mescolare bene e aggiungere al composto il burro fatto in precedenza. Mescolate bene con un mixer a mano. Aggiungere le gocce di cioccolato e mescolare ancora una volta.

Fare delle palline di circa 2,5cm di spessore con le mani. Stendere le palle su un grande foglio antiaderente da forno. Premere con il palmo della mano ogni biscotto per darli una forma di biscotto.

Mettere nel forno e cuocere per 10 minuti o finché diventano croccanti. Togliere dal fuoco e lasciate raffreddare per un po'.

Servire o conservare nei barattoli da biscotto, massimo per 1 settimana.

Informazioni nutrizionali per porzione: Kcal: 153, Proteine: 2.4g, Carboidrati: 14.1g, Grassi: 10.1g

48. Insalata Fagioli e Tonno

Ingredienti:

2 tazze di fagioli bianchi, cotti

1 scatoletta di tonno (tonno bianco), tagliato

1 tazza di sedano fresco tritato

1 tazza di peperoni, tritato

¼ di tazza di cipollotti, tritate

4 tazze di lattuga iceberg

1 tazza di formaggio feta

2 cucchiai di olio d'oliva

2 cucchiai di aceto balsamico

2 cucchiai di senape di Digione

1 cucchiaio di basilico fresco, tritato finemente

¼ cucchiaino di pepe nero macinato

½ cucchiaino di sale

Preparazione:

Mettere i fagioli in una pentola di acqua bollente. Cuocere fino a quando diventano morbidi. Togliere dal fuoco e scolare bene. Mettere da parte.

Unire la senape, il basilico, l'aceto, l'olio, sale e pepe in una terrina. Mettere da parte per 10 minuti per consentire ai sapori che si amalgamano.

Unire il tonno, i fagioli, il sedano, pepe, e cipollotti in una ciotola di medie dimensioni. Mescolare tutto per unire. Umettate con la marinata e date gli un buon mescolata.

Mettere una manciata di lattuga su un piatto da portata e con cucchiaio mettere il preparato sopra. Cospargere con il formaggio e servire.

Informazioni nutrizionali per porzione: Kcal: 386, Proteine: 26.7g, Carboidrati: 41.6g, Grassi: 13.3g

49. Pollo Verde

Ingredienti:

450g di petti di pollo, senza pelle e senza osso

2 tazze di spinaci tritati

1 tazza di succo d'arancia fresco

3 peperoni verdi, tagliati

3 piccolo peperoncino, tritato finemente

2 piccole cipolle, tritate

1 cucchiaio di zenzero fresco grattugiato

1 cucchiaino di pepe rosso in polvere, macinato

4 cucchiai di olio vegetale

½ cucchiaino di sale

Preparazione:

Lavare e asciugare il pollo con una carta da cucina. Tagliare in pezzi di dimensioni di un morso. Tritare finemente le cipolle e peperoni e mettete da parte.

Fate scaldare l'olio in una grande padella o tegame ad una temperatura medio-alta. Aggiungere le cipolle e peperoni e soffriggere fino a quando le cipolle diventino traslucide. Ora, aggiungere la carne, il zenzero, pepe rosso in polvere e sale. Fate cuocere per circa 10-12 minuti, o fino alla doratura del pollo.

Nel frattempo, unire il succo d'arancia fresco con gli spinaci in un robot da cucina. Mescolare bene per 30 secondi. Aggiungere il composto alla padella e cuocere fino a quando gli spinaci sono come una purea. Coprire, togliere dal fuoco e lasciate riposare per circa 10 minuti prima di servire.

Informazioni nutrizionali per porzione: Kcal: 278, Proteine: 23.4g, Carboidrati: 12.2g, Grassi: 15.1g

50.   Zuppa di Pesce

Ingredienti:

450g di filetti di carpa

5 carote medie, affettate

3 peperoncini, tagliati a fettine

3 pomodori medi, tritati grossolanamente

¼ cucchiaino di pepe nero macinato

¼ di tazza di sedano tritato finemente

1 cucchiaio di olio d'oliva

Preparazione:

Sbucciare le carote e lavare accuratamente nell' acqua fredda. Tagliare a fettine sottili le carote e cuocere in una pentola di acqua bollente per circa 20 minuti, o finché sono tenere. Togliere dal fuoco e scolare. Mettere da parte.

Fate scaldare l'olio in una pentola capiente. Aggiungete le carote e friggere per circa 5 minuti, mescolando continuamente. Ora, aggiungere i peperoni a fette, il peperoncino, i pomodori, sedano. Friggere le verdure ad una bassa temperatura per circa 8-10 minuti.

Nel frattempo, lavare e tagliare i filetti in braciole di un paio di centimetri. Mettere dei filetti e 2 tazze d'acqua in una pentola. Portare ad ebollizione e coprire. Ridurre il fuoco al minimo e fate cuocere per circa 30 minuti.

Informazioni nutrizionali per porzione: Kcal: 378, Proteine: 28.6g, Carboidrati: 11.6g, Grassi: 23.9g

51.   Bocconcini di Manzo con Ananas e Curcuma

Ingredienti:

680g di manzo, disossato

2 cucchiai di olio di cocco

1 cucchiaio di olio d'oliva

½ tazza di latte di cocco

1 cucchiaino di curcuma, macinata

¼ cucchiaino di pepe nero macinato

1 ananas di medie dimensioni, pulito e tritato

Preparazione:

Lavare e asciugare la carne. Tagliare a cubetti, dei bocconcini. Unire la carne con olio di cocco, latte di cocco, la curcuma, il pepe, e ananas. Mescolare bene e mettere da parte per 15 minuti.

Utilizzare una larga padella wok per riscaldare l'olio d'oliva. Rimuovere dalla marinata la carne e l'ananas e friggere per circa 5-7 minuti per ogni lato. Ora versate la marinata restante, coprire la **il** wok e cuocere per 30 minuti a fuoco medio-alto Quando la marinata diventa spessa e carne morbida, togliere dal fuoco e servire.

Informazioni nutrizionali per porzione: Kcal: 317, Proteine: 34.9g, Carboidrati: 1.4G, Grassi: 18.7g

52. Cosce di Tacchino con la Noce Moscata e Carruba

Ingredienti:

3 cosce di tacchino

½ tazza di latte di mandorle

4 cucchiaino di noce moscata

3 cucchiai di carruba, macinato

¼ cucchiaino di pepe rosso, macinato

Preparazione:

Preriscaldare il forno a 190 ° C.

Nel frattempo, lavare e pulire la carne. Poi asciugare con la carta da cucina. In una piccola ciotola, unire il latte di mandorla, la noce moscata, e carruba. Mescolare bene e massaggiare ogni cosca di tacchino con questa miscela.

Cospargere con il pepe rosso a piacere e avvolgere ogni gamba tacchino in un foglio di alluminio.

Posizionare le cosce avvolto su una teglia da forno e cuocere per 40 minuti. Togliere dal forno e lasciare raffreddare per un po' prima di servire.

Informazioni nutrizionali per porzione: Kcal: 316,
Proteine: 31.2g, Carboidrati: 8.4g, Grassi: 17.4g

53.   Pollo alla Senape

Ingredienti:

2 petti di pollo, disossati e senza pelle

¼ di tazza di aceto di sidro di mele

¼ di tazza di olio d'oliva

1 cucchiaio di aglio, tritato

2 cucchiai di senape

¼ cucchiaino di pepe verde, macinato

1 cucchiaio di olio d'oliva (per friggere)

Preparazione:

Lavare e asciugare la carne. Mettere su un tagliere e condire con il pepe verde. In una grande ciotola, unire l'aceto di mele, l'olio d'oliva, aglio e senape per fare una marinata. Mettere a bagno il petto di pollo in questa marinata e assicurarsi che tutto viene rivestito bene. Coprire e mettere nel frigorifero per almeno 2 ore (l'opzione migliore è quella di conservarlo nel frigorifero per una notte).

Scaldare l'olio in una grande padella antiaderente ad una temperatura medio-alta. Aggiungere i petti di pollo e cuocere per circa 7-10 minuti su ogni lato, o fino a quando diventi croccante e di colore marrone chiaro. Aggiungete un poco di marinata mentre friggete il pollo. Questi succhi renderanno la carne morbida.

Mescolare di tanto in tanto e cuocere bene la carne. Togliere dal fuoco e servire.

Informazioni nutrizionali per porzione: Kcal: 365, Proteine: 33.3g, Carboidrati: 1.3g, Grassi: 24.8g

54.   Casseruole di Melanzane

Ingredienti:

2 grandi melanzane sbucciate e affettate

1 tazza di vitello, tagliuzzato

1 cipolla di medie dimensioni, tritata

1 cucchiaino di olio d'oliva

2 pomodori di medie dimensioni, tagliati

1 cucchiaino di prezzemolo fresco tritato finemente

¼ cucchiaino di pepe nero macinato

Preparazione:

Preriscaldare il forno a 150 ° C.

Sbucciare le melanzane e tagliare longitudinalmente in fette sottili. Metteteli in una ciotola, e lasciarli da parte per almeno un'ora.

Mettere le melanzane nelle uova sbattute. Scaldare l'olio in una grande padella ad una temperatura medio-alta. Mettere le melanzane a fette e cuocere per 5 minuti su entrambi i lati, o finché siano ben ammorbidite. Togliere dalla padella e aggiungere le cipolle. Ora, aggiungere i peperoni a fette, il pomodoro e prezzemolo tritato. Fate soffriggere per qualche minuto e poi aggiungete la carne.

Quando la carne è tenera, togliere dal fuoco, raffreddare, aggiungere un uovo e condire con il pepe. Mettere melanzane fritte e la carne con le verdure nella pirofila e fare strati finché non è stato utilizzato tutto il materiale. Cuocere nel forno per 30 minuti.

Togliete dal forno e lasciate raffreddare per un po'. Servite.

Informazioni nutrizionali per porzione: Kcal: 144, Proteine: 9.6g, Carboidrati: 21.2g, Grassi: 3.7g

55.   Porro con il Pollo a Dadini

Ingredienti:

2 tazze di porri, tagliati

1 tazza di filetti di pollo, tagliato a dadini

3 cucchiai di olio d'oliva

1 cucchiaino di foglie di timo

¼ cucchiaino di pepe nero macinato

Preparazione:

Tagliare i porri a pezzetti e lavarli sotto l'acqua fredda, un giorno prima della cottura. Lasciare tutta la notte in un sacchetto di plastica.

Scaldare l'olio in una grande casseruola ad una temperatura medio-alta. Aggiungere i cubetti di pollo e cuocere per circa 10-15 minuti. Mescolate costantemente fino a quando la carne è bella e morbida.

Ridurre la temperatura, aggiungere i porri, e mescolare bene. Fate cuocere per circa 5-7 minuti in più. Al termine, togliere dal tegame e spolverare con un poco di pepe a piacere. Decorare con qualche foglia di timo prima di servire.

Informazioni nutrizionali per porzione: Kcal: 369, Proteine: 21.7g, Carboidrati: 13.1g, Grassi: 26.5g

56.   Fagioli con il Peperone Rosso

Ingredienti:

680g di fagioli, cotti

2 carote medie, tagliate a fette

1 grande peperone rosso, tritato

2 cipolle medie, a fette

5 spicchi d'aglio, tritati

3 pomodori piccoli, a fette

1 tazza di salsa di pomodoro

1 piccolo peperoncino tritato finemente

1 tazza di sedano tritato

2 cucchiai di olio d'oliva

6 tazze d'acqua

Preparazione:

Con la pentola scoperchiata, anche quella a pressione va benissimo, scaldare l'olio d'oliva. Mescolare-soffriggere la cipolla per 2 minuti, o fino a che diventi traslucida.

Aggiungere le carote, il pepe e l'aglio. Cuocere per circa 10 minuti a temperatura medio-alta. Ora, aggiungere i pomodori, la salsa di pomodoro, e 1 tazza d'acqua calda.

Aggiungere i fagioli precotti e 5 tazze di acqua. A questo punto aggiungere il pepe, sedano e peperoncino.

Bloccare saldamente il coperchio della pentola e cuocere per 10 minuti.

Informazioni nutrizionali per porzione: Kcal: 356, Proteine: 9,2 g, carboidrati: 49.4g, Grassi: 6,3 g

57. Risotto Marocchino

Ingredienti:

1 tazza di riso integrale, precotto

2 cucchiai di olio extravergine d'oliva

2 carote di medie dimensioni, grattugiate

1 pomodoro piccolo, pelato e tritato

1 cucchiaio di spezie marocchine come condimento

1 cipolla di medie dimensioni, pelata e tritata

6-7 albicocche secche, dimezzate

Preparazione:

In una pentola profonda, portare 3 tazze di acqua ad un punto di ebollizione. Aggiungere il riso e ridurre il calore. Cuocere fino a quando tutta l'acqua evapora. Togliere dal fuoco.

Scaldare l'olio in una padella sul fuoco medio-alto aggiungere le cipolle e soffriggere finché traslucide.

Ora, aggiungere il pomodoro, le albicocche, e il mix di spezie marocchine. Cuocere per altri 5 minuti e poi aggiungere il riso. Mescolare bene per unire.

Aggiungere sopra le carote grattugiate e servire.

Informazioni nutrizionali per porzione: Kcal: 435, Proteine: 15.9g, Carboidrati: 67.3g, Grassi: 6,3 g

58. Zuppa di Broccoli

Ingredienti:

2 once di broccoli freschi

2 cucchiai di prezzemolo fresco tritato

1 cucchiaino di timo secco

1 cucchiaio di succo di limone fresco

¼ cucchiaino di peperoncino, macinato

3 cucchiai di olio d'oliva

1 cucchiaio di crema di anacardi

Preparazione:

Mettere i broccoli in una pentola profonda e versare acqua sufficiente a coprire tutto. Portare ad ebollizione e cuocere finché non diventano teneri. Togliere dal fuoco e scollare.

Trasferire in un robot da cucina. Aggiungere il prezzemolo fresco, il timo, e circa ½ tazza di acqua. Frullare fino ad ottenere un impasto omogeneo. Riportare in una pentola e aggiungere acqua fino a coprire tutti gli ingredienti. Portare ad ebollizione e cuocere per alcuni minuti, ad una temperatura minima.

Mescolare anche qualche oliva, la crema di olio e anacardi, cospargere di peperoncino e aggiungere il succo di limone fresco. Servire caldo.

Informazioni nutrizionali per porzione: Kcal: 72 Proteine: 12.2g, Carboidrati: 15.8g, Grassi: 8.3g

59. Maccheroni di Riso con Tonno

Ingredienti:

1 tazza di tonno, tritato

½ tazza di crema di anacardi fatta in casa

2 tazze di maccheroni di riso

1 cucchiaino di sale marino

1 cucchiaino di olio d'oliva

1 cucchiaio di olio di colza

¼ di tazza di olive (per la decorazione)

Preparazione:

Versare 3 tazze di acqua in una pentola. Portare ad ebollizione e aggiungere i maccheroni e sale. Far bollire i maccheroni per circa 3 minuti (maccheroni di farina di riso richiedono meno tempo per cucinare). Se non siete sicuri è possibile utilizzare istruzioni sul pacchetto per cucinare i maccheroni. Togliere dal fuoco e scollare.

Unire il tonno con la crema di anacardi fatta in casa in una ciotola media. Schiacciate bene con una forchetta.

Unire l'olio di oliva e olio di colza e scaldare in una grande casseruola ad una temperatura medio-alta. Aggiungete il mix di tonno e cuocere per circa 15-20 minuti, mescolando di tanto in tanto. Aggiungere maccheroni e mescolare bene.

Coprire la padella e lasciare maccheroni che si scaldano. Servire caldo con alcune olive.

Informazioni nutrizionali per porzione: Kcal: 224, Proteine: 33.4g, Carboidrati: 44.3g, Grassi: 12.2g

60.   Filetti di Salmone Marinato

Ingredienti:

900g di salmone fresco, tagliato a fette da 2,5cm

1 bicchiere di olio extravergine di oliva

3 cucchiai di succo di limone, appena spremuto

1 cucchiaio di rosmarino fresco, tritato finemente

1 cucchiaino di origano secco, macinato

1 foglia di alloro secca, schiacciato

1 cucchiaino di sale

1 cucchiaio di peperoncino di Cayenna, macinato

Preparazione:

Unire l'olio d'oliva con il succo di limone, il rosmarino tritato, origano secco, alloro, sale e peperoncino di cayenna in una terrina. Mescolare bene per unire.

Utilizzando un pennello da cucina, si sviluppa il composto sopra le fette di salmone. Lasciare riposare per circa 10-15 minuti.

Nel frattempo, scaldare il tegame da griglia sopra una temperatura medio-alta. Griglia le fette di salmone per 3 minuti, su ogni lato.

Servire con le verdure al vapore. Tuttavia, questo è opzionale.

Informazioni nutrizionali per porzione: Kcal: 261, Proteine: 26.2g, Carboidrati: 0,1 g, Grassi: 16.1g

61.   Risotto Vegetale

Ingredienti:

1 tazza di riso integrale, precotto

1 carota di medie dimensioni, affettata

1 zucchina di medie dimensioni, a fette

1 pomodoro piccolo, tritato grossolanamente

½ piccola melanzana, affettata

1 piccolo peperone rosso, affettato

3 cucchiai di olio extravergine d'oliva

½ cucchiaino di sale

1 cucchiaino di maggiorana secca

Preparazione:

Mettere il riso in una pentola profonda. Aggiungere 2 tazze
d'acqua e portare ad ebollizione. Ridurre il calore e fate
cuocere fino a quando l'acqua evapora. Mescolare di tanto
in tanto.

Riscaldare 1 cucchiaio di olio d'oliva ad una temperatura medio-alta. Aggiungere la carota affettata e soffriggere per circa 3-4 minuti, mescolando continuamente. Unire con il riso.

Incorporate il rimanente olio d'oliva, le zucchine, i pomodori, le melanzane, peperoncino, sale e origano. Aggiungete una tazza d'acqua e continuate la cottura per altri 10 minuti.

Informazioni nutrizionali per porzione: Kcal: 220, Proteine: 6.2g, Carboidrati: 51.2g, Grassi: 7.8g

ALTRI LIBRI DI QUESTO AUTORE

70 Ricette Efficaci nel Prevenire e Risolvere Il Sovrappeso: Bruciare il Grasso Velocemente Utilizzando la Dieta Corretta e La Nutrizione Intelligente

Di

Joe Correa CSN

48 Soluzioni Per Le Acne a Tavola: Il percorso veloce e naturale per ridurre vostri problemi di acne in meno di 10 giorni!

Di

Joe Correa CSN

41 Ricette per Prevenire L'Alzheimer: Ridurre o Eliminare l'Alzheimer in 30 Giorni o Meno!

Di

Joe Correa CSN

70 Ricette Efficaci per il Tumore al Seno: Prevenire e Combattere il Cancro al Seno con la Nutrizione Intelligente e gli Alimenti Super-Potenti

Di

Joe Correa CSN

9 781635 313376